AF468085

EAUX

DE

VERGÈZE

(Gard)

L'AVENIR DES BOUILLANTS

> L'un va à Valz parce qu'il est à Paris ; l'autre à Forges parce qu'il est à Valz, tant il est vrai que, jusqu'à ces pauvres fontaines, nul n'est prophète dans son pays.
>
> Madame DE SÉVIGNÉ, *Lettres*.

NIMES
TYPOGRAPHIE CLAVEL-BALLIVET ET Cie, RUE PRADIER, 12

1866

Le département du Gard renferme une curiosité géologique digne de la plus sérieuse attention de la part des savants et des capitalistes, à une époque surtout où la science isole et dirige à son gré les forces vives de la nature et où l'industrie les exploite et les fait tourner au profit de l'humanité.

C'est une mare d'eau jaunâtre, d'une profondeur d'environ deux mètres, longue de cinquante-quatre et large de vingt-deux.

Hâtons-nous d'ajouter que cette mare ne ressemble pas aux mares vulgaires. En hiver comme en été, de larges bulles de gaz viennent crever à sa surface et donnent à ses eaux limoneuses l'aspect d'une vaste cuve en ébullition. Quoique ce phénomène n'altère pas sensiblement la température de ces eaux, les populations environnantes, ne consultant que l'apparence, les ont, depuis des siècles, appelées les Eaux bouillantes, *li Bouyien* dans l'idiôme local.

Il y a quelques années, nous soupçonnions vaguement le glorieux passé de cette source; la tradition et l'expérience journalière nous en avaient révélé la bienfaisante influence. Après une étude attentive de plusieurs années, nous n'hésitons pas aujourd'hui à lui prédire le plus fécond avenir.

Deux mots de son passé avant tout.

I

On naît archéologue à Nîmes comme on naît raisonneur en Allemagne et intolérant en Espagne. Nous n'avons donc pas la prétention d'apprendre à nos lecteurs l'origine de la plupart des villages répandus autour de la cité d'Antonin.

Placé au pied d'un coteau dont les flancs ensoleillés mûrissent la vendange, le territoire de Vergèze, il y a dix-huit siècles, était parsemé d'élégantes villas où venaient respirer aux beaux jours les riches habitants de Nemause et d'Ambrussium, cette sœur de notre colonie que le souffle des âges a dispersée comme une colline de sable.

La fertilité du sol, la douceur du climat, la beauté de cette vaste plaine, que la Méditerranée borde à quelques lieues plus loin de sa frange azurée, n'étaient point, aux yeux de nos ancêtres, les seuls attraits de la contrée. Les Romains, « grands dénicheurs de sources thermales », selon l'expression pittoresque de notre regretté et vénérable M. Pelet, les Romains avaient de bonne heure apprécié le trésor que la nature avait placé sous leurs mains. Autour de ce creux bouillonnant, ils avaient élevé un Nymphée, rendez-vous quotidien de la villégiature élégante des environs. Au foyer le plus actif de ces mystérieuses émanations, ils avaient construit une piscine, et c'est à ces ondes bienfaisantes, saturées d'un principe subtil auquel la science moderne devait donner un nom, qu'ils venaient demander le rétablissement de leur santé, ébranlée par des excès d'émotions violentes et de plaisirs sensuels auprès desquels pâlissent les orgies de nos viveurs les plus raffinés.

Le temps a emporté les ombrages qui abritaient la source contre les ardeurs du soleil ; les Visigoths, cinq siècles après Jésus-Christ, ont ravagé notre sol et rasé les monuments romains qui faisaient son orgueil, et si l'on peut à peine, de nos jours, découvrir la place de cités antiques dont le nom a rempli le monde, doit-on s'étonner de ne plus trouver autour du bassin des Bouillants les vestiges de sa splendeur passée ?

Les profondeurs du sol n'en ont pas moins conservé l'irrécusable témoignage : les dernières assises d'un bassin en pierre de taille, et de nombreuses médailles à l'effigie de César, d'Auguste, de Faustine, femme de Marc Aurèle, d'Antonin, etc.

II

Les hordes d'envahisseurs qui anéantirent la civilisation romaine n'ont pu triompher que des œuvres sorties de la main de l'homme ; celles de la nature ont survécu à leurs assauts dévastateurs. Les riches villas de la plaine de Vergèze ont fourni des matériaux aux maisons des villages fondés sur leurs ruines ; les colonnades du Nymphée qui s'élevait autour des Bouillants ont été broyées sous la meule du temps et le marteau des Barbares ; mais la source de ce gaz qui, se mêlant aux eaux, leur donne une vertu curative, cette source cachée dans les entrailles de la terre, n'a pas tari.

Encouragées par l'empressement des heureux du monde à se plonger dans les eaux salutaires, les populations avoisinantes n'ont jamais cessé de venir leur demander la guérison de leurs maux. Cette tradition n'a pas été, jusqu'à nos jours, un seul instant interrompue, et les vieillards de la contrée se rappellent, pour en avoir été les témoins ou en avoir éprouvé les bienfaits, les cures merveilleuses qui s'opéraient en plein champ et en plein soleil dans ce creux bouillonnant sur lequel la nature a repris ses droits.

Or, les récits du passé n'ont rien d'exagéré, le présent nous le prouve tous les jours, et ces cas extraordinaires qui abondent dans la légende et dans l'histoire des Bouillants, nous les voyons souvent se renouveler sous nos yeux. L'ardente curiosité scientifique, qui est un des caractères les plus honorables de notre époque, devait essayer de se rendre compte de ces phénomènes et de vulgariser un bienfait du ciel dont jouissaient depuis des siècles les seuls habitants du rayon. Nous allons passer en revue les divers travaux dont les eaux de Vergèze ont été l'objet.

III

L'action des eaux minérales sur l'organisme, si bien connue dans les temps antiques, n'est aujourd'hui l'objet d'un doute que pour les ignorants. Employées en bains ou en boissons, souvent des deux manières à la fois, elles agissent puissamment sur les organes : les unes excitent l'appareil tégumentaire, d'autres modifient la circulation, l'hématose, les sécrétions en général ou quelqu'une en particulier; d'autres ont une action spéciale sur le système nerveux, etc. De l'avis même de certains praticiens, elles peuvent non seulement déterminer la guérison dans un très grand nombre de cas, mais encore bien souvent prévenir la maladie; aussi peut-on dire avec raison que les sources d'eaux minérales sont la bénédiction des contrées favorisées où elles jaillissent. Elles ont fait la fortune de plusieurs centres importants dont la réputation est aujourd'hui plus qu'européenne; elles méritent surtout d'attirer l'attention quand le hasard les placé dans une région populeuse, riche et sillonnée de voies ferrées comme celle que nous habitons.

Le département du Gard possède plusieurs établissements d'eaux minérales; mais ils sont pour la plupart alimentés par des sources d'une efficacité problématique et placées dans des localités en dehors de toute voie de communication fréquentée, rapide et commode.

Il n'en est pas de même pour les eaux minérales de Vergèze. Ce village est placé entre Nimes et Montpellier, sur la ligne du chemin de fer qui réunit ces deux villes. Les sources des Bouillants sont situées à deux kilomètres environ.

Ce n'est qu'à la fin du siècle dernier que Chaptal, le premier, s'occupa de ces eaux dans ses *Mémoires de chimie*. Duchanoy, qui, après lui, étudia leur composition et leurs avantages thérapeutiques, n'en donna qu'une idée très imparfaite. En l'an IX de la République, le citoyen Dax, un médecin de Sommières, sur l'invitation du citoyen Raizon, officier de santé à Codognan, vint les étudier de près et publia une notice où se trouvent d'excellents renseignements.

Quoique l'attention des praticiens fût dès lors éveillée, les Eaux de Vergèze n'en restèrent pas moins abandonnées à la discrétion du public. Aucune exploitation régulière, aucune direction n'y fut établie. A une certaine époque de l'année, on y voyait accourir, sous forme de caravanes, de nombreux malades qui venaient planter leurs tentes sur leurs bords, pour les boire à leur source ou s'y baigner, sans d'autres guides qu'eux-mêmes et d'autres réglements que ceux de la plus commune bienséance.

En 1857, un mémoire de M. le docteur Brouzet précisa l'action thérapeutique de ces eaux prises en bains ou en boisson.

En 1860, parut à Montpellier une étude médicale sur les Eaux des Bouillants et sur leurs boues, par M. le docteur Miaulet.

Ce travail, très remarquable et très complet, est divisé en trois parties. Dans la première, après avoir donné l'analyse des Eaux de Vergèze, faite en collaboration avec M. le professeur Courcières, M. le docteur Miaulet étudie les affections contre lesquelles ces eaux doivent être employées et la méthode à suivre dans leur usage.

La seconde partie est consacrée à l'étude et à l'analyse des boues, à leur action et à leur importance dans la thérapeutique, à leur mode d'administration et aux précieuses ressources que peut en retirer un établissement thermal. Enfin, un troisième chapitre traite de l'importance de ces eaux employées en boisson, des avantages que peut procurer un usage journalier de cette boisson, et des maladies dans lesquelles elles peuvent rendre d'importants services par leur emploi simultané à l'extérieur et à l'intérieur.

En 1862, parut l'analyse chimique des Eaux minérales de Vergèze par le docteur Ossian Henry, en même temps qu'une notice de seize pages, sans nom d'auteur.

Enfin, la même année, parut, également sans nom d'auteur, une brochure de quarante-sept pages, intitulée : *Notice historique et scientifique sur les sources des Bouillants.*

De l'ensemble de ces recherches, que nous avons soigneusement compulsées, et de nos études personnelles, il résulte que le gaz qui s'exhale constamment à travers les terrains formant la base de ce bassin, est du gaz acide carbonique. La formation de ce gaz peut être due à l'action de feux souterrains sur des roches calcaires. Mais il nous semble plus vraisemblable que, dans l'espèce, elle est le résultat de la décomposition de matières organiques.

« Quoi qu'il en soit, de toutes les théories que la science s'est plu à élever, lisons-nous dans la *Notice* de M. le docteur Miaulet, constatons l'abondance et la richesse de l'acide carbonique dans les eaux des Bouillants. Une fois que les eaux en sont saturées, le gaz se perd dans l'atmosphère. Qu'il me soit permis ici, pour l'avenir de cet établissement, d'énumérer avec attention l'utilité et les avantages que présente ce gaz dans ses applications thérapeuthiques. En Allemagne, l'acide carbonique, pris au sortir des sources, fait l'objet d'une médication spéciale; à Marienbad, Carlsbad, Nanheim, Nemberg, Cronstadt, se trouvent des établissements spéciaux consacrés à cette médication. C'est principalement dans les affections catharrales chroniques ou nerveuses, celles de l'appareil respiratoire, la pharyngie granuleuse, la gastralgie, le rhumatisme, les névralgies, les paralysies et toutes les affections où prédomine un caractère d'adynamie, que nos confrères d'outre-Rhin emploient l'acide carbonique. Ils l'administrent sous des formes diverses : inhalations, douches, bains, injections, etc.

» La France, de son côté, n'a point voulu rester étrangère à cette médication ; il y a déjà plusieurs années que l'acide carbonique a été employé, soit en bains, soit en douches, soit en inhalations : à Saint-Alban (Loire), à Celles (Ardèche), à Saint-Nectaire (Puy-de-Dôme). Depuis trois ans, on en fait usage à Vichy, et son emploi est devenu l'objet d'une véritable installation. »

Les premiers essais en vue d'utiliser le gaz acide carbonique qui s'échappe avec abondance du creux des Bouillants, quoique pratiqués au moyen d'appareils imparfaits, ont très bien réussi. De nouvelles expériences permettront de livrer au public pendant la saison qui va s'ouvrir des bains et des douches de ce gaz.

Voici, d'après MM. Miaulet et Courcières, l'analyse des eaux et du gaz :

« Sur 1,000 gr. d'eau, c'est-à-dire un litre, on trouve 1 gr. 980 mill. acide carbonique, ce qui équivaut à peu près à un litre d'acide carbonique par l'acide carbonique d'eau. »

Un litre d'eau contient donc :

Acide carbonique (soit : un litre)		1,980
Tenus en dissolution par l'acide carbonique.	Carbonate de chaux	0,890
	Traces d'oxyde de fer.	
	Id. d'alumine.	
Acide sulfurique		0,034
Acide chlorhydryque		0,023
Chaux		0,027
Potasse et soude		0,015
Matières organiques		0,010
		2,983

Qui se divisent en trois parties :

Gaz	1,890
Substances qui abandonnent l'eau pendant l'ébullition	0,980
Substances solubles	0,113

Cette analyse fut faite au mois de janvier 1860.

Dans les premiers jours d'avril 1862, M. Granier, propriétaire des Bouillants, donna mission au docteur Ossian Henry fils de procéder à une nouvelle analyse chimique.

Les essais préliminaires de ce savant chimiste constatèrent que l'eau des Bouillants est riche en acide carbonique libre et en bicarbonates terreux ; qu'elle renferme, en outre, des bicarbonates alcalins, des chlorures, des sulfates, des phosphates, des traces d'oxyde de fer et de matière organique.

« Soumise à l'évaporation, dit M. Ossian Henry, cette eau donne, par litre, un résidu total de 1 gr. 2190 que l'on peut diviser en

Partie soluble : 0 gr. 4100, formés de carbonates terreux, d'oxyde de fer, de silice, etc.;

Partie insoluble : 0 gr. 8,090, composés de carbonates, sulfates, chlorures alcalins.

Après les effets qualificatifs, l'analyse quantitative a donné les résultats suivants :

Pour un litre :

Acide carbonique	1 gr.	4760
» sulfurique		1208
» phosphorique		31
» silicique	0	0050
Chlore	0	0760
Iode (indices).		
Chaux	0	4800
Magnésie	0	0470
Soude	0	0892
Sesqui-oxide de fer	0	0020
Matière organique	0	0065
	2 gr.	3056

» La quantité totale d'acide carbonique a été trouvée de 1 gr. 497, que l'on doit partager en acide libre, 0 gr. 8160. et en acide combiné, 0 gr. 6,600.

» Or, la portion servant à transformer les carbonates en bicarbonates est de 0 gr. 3300 ; par conséquent, la portion disparue par l'évaporation d'un litre d'eau minérale est de 0 gr. 8160 + 0 gr. 3300 = 1 gr. 1460. »

En groupant les divers éléments sous la forme que ses recherches lui ont indiquée comme la plus probable, M. Ossian Henry a trouvé que l'eau des Bouillants est ainsi composée :

Pour 1 litre :

Acide carbonique libre	0 gr.	8160	ou en volume 0 lit. 412
Bicarbonate de chaux	0	9186	
» de magnésie	0	532	
» de soude	0	2120	
» de fer	0	39	
Sulfate de chaux	0	1960	
» de soude	0	292	
A reporter	2	2289	

Report	2	2289
Chlorure de calcium	0	684
» de magnesium	0	450
Silice	0	50
Acide phosphorique	0	31
Iode (indices).		
Matière organique	0	55
	2 gr.	3569

» D'après leur composition chimique, conclut M. Henry, les eaux de Vergèze (source des Bouillants) doivent donc prendre rang dans la classe des *Eaux acidules bicarbonatées calcaires.*»

Les lecteurs familiarisés avec les procédés de la chimie analytique auront été frappés des différences légères qui existent entre les deux analyses que nous leur avons successivement présentées.

Ces différences n'impliquent pas le moins du monde des erreurs de la part de l'un ou de l'autre des expérimentateurs. M. le docteur Miaulet semble avoir prévu ce cas, qu'il explique très clairement dans sa notice : « J'avais parlé, dit-il, de la difficulté qui avait existé pour avoir une analyse certaine et complète de ces eaux. On comprendra cette difficulté, si l'on a égard à la manière dont s'alimentent les bassins. Une première partie de ces eaux est fournie par l'infiltration et par le gaz qui en chasse devant lui une certaine quantité ; la seconde se trouve donnée par les pluies qui, de plusieurs points, viennent se ramasser dans l'intérieur de ces bassins. Il est facile de comprendre qu'avant que ces nouvelles eaux soient ou saturées d'acide carbonique ou chargées des principes minéralisateurs qui forment la base de ces terrains, il s'écoulera un certain temps, et l'on devra trouver des différences notables, suivant qu'on les aura analysées à différentes époques de l'année. Mais un élément qui ne doit jamais varier, c'est le gaz ; et, en effet, c'est le plus intéressant ici et le plus important. Sa nature est toujours la même, indépendante du temps et des saisons, du chaud et du froid, de la sécheresse et de l'humidité ; il ne s'exhale pas moins de la terre, même complétement dépourvue d'eau, ainsi que nous avons été à même de le voir, en soulevant légèrement la croûte boueuse qui s'oppose à sa sortie. »

Il sera facile, on le voit, de réaliser un progrès dont les consommateurs de l'eau de Vergèze seront bientôt appelés à jouir. Il consiste à introduire dans les bouteilles une surcharge d'acide carbonique naturel qui rendra l'eau plus pétillante et plus savoureuse.

Appliquées à l'intérieur et à l'extérieur, c'est principalement dans le rhumatisme sous toutes ses formes et dans les névralgies de tout genre que les eaux des Bouillants se montrent particulièrement efficaces. Mais il est d'autres maladies dans lesquelles elles rendent également d'importants services : nous voulons parler des dermatoses légères, des affections dartreuses, du scorbut, de la scrofule, de toutes celles enfin qui présentent généralement un caractère d'adynamie, entraînant une convalescence pénible et qui réclame l'emploi de moyens réparateurs stimulant l'économie et favorisant l'hématose.

IV

Les boues des Bouillants offrent pour le moins à l'humanité souffrante autant de ressources que l'eau gazeuse et l'application de l'acide carbonique. Il est certaines maladies qui ne peuvent être spécialement combattues que par ce moyen. Ces boues se trouvent même dans des conditions exceptionnelles, non seulement par la quantité de limon qui s'y trouve déposé, la quantité de pyrite qu'on y rencontre et qui les rend ferrugineuses, mais encore par l'exhalation continuelle d'une grande quantité d'acide carbonique qui produit, au sein de la masse, une certaine fermentation avec dégagement de chaleur et en active les propriétés curatives.

Les plus illustres praticiens considèrent les boues comme un agent thérapeutique spécial dont l'action s'exerce dans le sens résolutif et excitant. Elles trouvent leurs applications principales dans deux ordres de faits :

1° Les affections rhumatismales ;

2° Les affections de la peau fonctionnelle ou de texture.

Elles ont été appliquées avec succès aux affections rhumatismales chroniques, aux états morbides que ces affections déterminent dans les muscles de la vie de relation, les aponévroses, les tendons et leurs coulisses, comme aussi dans toutes les parties molles qui enveloppent les articulations ou celles qui sont situées dans leur intérieur, aux épanchements dè nature diverse dans la capsule synoviale, la faiblesse, la paralysie, l'atrophie des muscles, les maladies articulaires suite d'entorses, de coups, de chute, d'affections scrofuleuses ; aux plaies calleuses, fistuleuses, surtout aux plaies produites par armes à feu, aux dartres de mauvais caractère, aux ulcérations provenant de varices anciennes ou liées à une diathèse scorbutique ou scrofuleuse, etc.

V

Les eaux dites des *Bouillants*, qui font l'objet de cette étude, jaillissent de plusieurs sources :

La première et la plus ancienne, connue autrefois sous le nom de Bassin romain, est placée au centre même du creux des Bouillants et sert aujourd'hui de piscine aux hommes. Le volume de gaz qui se dégage à 5 mètres de profondeur du veau des terrains est si considérable que l'eau est picotante et que l'homme le plus robuste ne peut guère y séjourner plus de vingt minutes.

La deuxième source, appelée la source Granier, du nom du propriétaire, est située au bord du creux des Bouillants. C'est celle qui a été analysée, en 1860, par MM. Courcières, professeur au lycée de Nimes, et le docteur Miaulet. Les eaux de cette source ont commencé la réputation de celles de Vergèze.

L'année suivante, le propriétaire fit des fouilles sur un point plus éloigné pour se procurer des eaux encore plus limpides. A l'aide des appareils de forage servant aux puits artésiens, il mit au jour la source dont l'eau a reçu de la science et du suffrage des consommateurs le surnom de *Princesse des eaux de table*.

Cette source, bien supérieure à toutes les autres par sa limpidité et son goût piquant, a reçu le nom de source Dulimbert, pour rappeler l'administration bienveillante et progressive sous laquelle elle a été découverte. L'eau en a été analysée par M. le docteur Ossian (Henry) et par l'Académie impériale de médecine. Honorée des suffrages les plus flatteurs à diverses expositions, les ventes et expéditions s'élèvent annuellement à plus de 50,000 bouteilles.

Enfin, la quatrième source, située presque sur la limite des terrains gazeux, et qui porte le nom de M. Ponge, maire de la commune, renferme une moindre quantité de gaz. Elle est quelquefois ordonnée aux personnes délicates, aux estomacs faibles, aux femmes, aux enfants, aux convalescents.

L'eau de table est complétement incolore, inodore, d'une limpidité parfaite; la saveur en est fraîche et piquante, ce qu'elle doit à la forte proportion de gaz acide carbonique qu'elle tient en dissolution et qu'elle laisse échapper *lentement* quand on vient à la déboucher. Mêlée au vin, cette eau n'altère pas sensiblement sa couleur, car la proportion de fer qu'elle renferme est si minime qu'elle réagit à peine sur le tannin contenu dans le vin rouge.

Plus riche en acide carbonique que les eaux de Condillac et de Renaison, moins chargée de sels que celle de Saint-Galmier, il ne manque à l'eau de Vergèze, pour être considérée comme la première des eaux de table, que d'être mieux connue (1).

On sait que l'acide carbonique dissous dans l'eau est rafraîchissant, diurétique, antiseptique, sédatif et anti-spasmodique. C'est surtout dans les affections gastro-intestinales que les eaux des Bouillants seront efficacement employées, dans les affections saburrales et bilieuses, dans les états adynamiques dans lesquels il est nécessaire de ranimer légèrement l'activité du système gastro-intestinal sans l'irriter.

VI

La nature, on le voit, s'est montrée libérale pour ce coin privilégié des Bouillants. Qu'avons-nous fait pour tirer parti des richesses qu'elles nous a prodiguées ?

Rien !

Rien ou presque rien depuis l'époque romaine ; et cependant, nous l'avons déjà dit, avant que la science moderne eût étudié les sources de Vergèze, leur efficacité était connue de longue date dans la contrée. Leurs boues surtout ont opéré tant de guérisons merveilleuses qu'elles sont en vénération bien loin à la ronde.

(1) L'Eau de Vergèze renferme en effet par litre :

	0 gr.	816	acide carbonique ;
Celle de Condillac,	0	748	
Celle de Renaison,	0	669.	

Que de malades transportés aux Bouillants torturés par la douleur, couverts d'ulcères, incapables de se mettre au bain sans aide, qui ont été guéris quelques jours après, et que l'on a vu reprendre gaîment, à pied, le chemin de leur village !

Et cependant ces bains si efficaces ont été jusqu'à présent administrés dans de mauvaises conditions, malgré les nombreux avantages qu'on pourrait en retirer. Sans parler, en effet, des nombreuses applications thérapeutiques dont ils sont susceptibles, ne pourra-t-on pas utiliser les torrents de gaz acide carbonique qui s'exhalent du sol en pure perte ? Ne s'appliqueraient-ils pas utilement à la fabrication des bi-carbonates, par exemple ?

N'y aurait-il pas, aux Bouillants, une position unique pour un établissement thermal ? Sur une voie ferrée, entre deux villes aussi importantes que Nimes et Montpellier, à quelques heures de Marseille, les Bouillants sont le centre de vingt-cinq communes importantes dont la population excède cinquante mille âmes, et la plus éloignée de ces communes n'est pas à une heure de distance.

Pourquoi n'y a-t-il donc pas d'établissement thermal aux Bouillants ?

S'il y en avait seulement l'ombre, outre les baigneurs et les buveurs qui s'y rendraient tous les ans, toutes les populations de cette belle plaine, si riche du produit de ses vignobles, s'empresseraient d'y venir, les uns pour trouver la guérison ou du moins le soulagement de leurs maux, les autres pour se distraire de leurs travaux journaliers. Les Bouillants seraient donc, dans un avenir très rapproché, le rendez-vous des malades comme des bien portants. Les deux hectares et demi de terrains qui les entourent pourraient être convertis en parc, en jardins, etc. L'autorité supérieure du département et le gouvernement lui-même verraient avec plaisir cette création appelée à rendre les plus grands services aux malades de l'armée, en raison de sa position topographique.

Il faudrait pour cela de bien modestes capitaux ajoutés aux

ressources personnelles du propriétaire, et l'exposé qui vient d'être fait doit convaincre tout lecteur intelligent qu'en concourant au succès d'un établissement destiné à devenir l'une des gloires du pays et à rivaliser un jour avec les eaux les plus renommées de l'Europe, on ferait de plus une bonne affaire.

Nous ne voulons d'autres garants de cet avenir que l'état actuel des eaux de Vergèze et les succès obtenus depuis une exploitation régulière qui date de quelques années à peine. Et peut-on donner le nom d'établissement aux informes cabines en bois qui abritent le matériel et le personnel de l'exploitation? Toutefois, malgré l'insuffisance de ces moyens, des milliers de bains, on le sait, sont donnés toutes les années, et les eaux de Vergèze figurent aujourd'hui avec honneur sur les meilleures tables, à côté de leurs brillantes rivales dont le seul avantage sérieux est le luxe des établissements qui les fournissent.

Aussi n'avons-nous été nullement surpris, à l'époque où le fléau asiatique sévissait dans notre Midi, de voir l'usage de l'eau de Vergèze recommandé par les sommités du corps médical.

Dans une note émanant d'un des professeurs de la Faculté de médecine de Montpellier et dont les prescriptions ont été appliquées avec le plus grand succès pendant le choléra de Toulon, nous lisons le paragraphe suivant :

« Pour les voies intestinales, simplifier leurs fonctions en ne leur confiant que des substances très digestives et légèrement stimulantes, viandes succulentes, œufs frais, pommes de terre, etc., vins généreux, coupés avec eau de Vichy, *de Vergèze*, etc. »

C'est qu'en effet, l'eau de Vergèze est à la fois une eau de table des plus agréables au goût, quand on la mélange au vin dont elle n'altère pas la couleur, et une eau médicinale et très curative. C'est Vichy et Saint-Galmier dans le même verre, selon l'heureuse expression d'un praticien éminent qui en a fait une étude approfondie.

Nous avons indiqué le chiffre de vente que les eaux en

boisson ont atteint en si peu de temps. Il nous est permis d'espérer qu'elles pourront rivaliser avec celles de Saint-Galmier, dont le débit est cent fois plus considérable (1). Cette seule considération permet de prévoir la valeur que peut acquérir, dans un avenir peu éloigné, l'établissement des Bouillants.

Peu soucieux des biens qui nous touchent, nous oublions trop le brillant avenir qui lui est assuré le jour où cette masse énorme d'acide carbonique qui s'exhale du sein de la terre, sur une aussi grande surface, sera recueillie et exploitée au profit de la science médicale.

On a remarqué que des affections d'un genre déterminé ont caractérisé chacune des périodes de l'humanité. Les maladies qui affligent plus particulièrement notre époque font désirer que le traitement par l'acide carbonique en inhalations, douches, bains, etc., reçoive la plus large application. Où serait-il plus efficace et plus facile que dans cette région favorisée où la nature a prodigué la matière première de cette médication?

Là, nous aimons à le redire, est le véritable avenir des Bouillants. Sous ce beau ciel, au milieu de cette nature riante, à laquelle l'art, à si peu de frais, ajouterait de nouveaux charmes, à portée des grands centres du Sud-Est, un jour, nous l'espérons, on viendra de très loin chercher les bienfaits d'une médication spéciale et sans rivale.

Comment les habitants de ces riches vignobles du Gard et de l'Hérault n'ont-ils pas songé à doter leur pays d'une richesse qui vient s'offrir d'elle-même et qu'ils laissent s'évaporer?

Telles ont été les réflexions de toutes les sommités scientifiques qui ont eu l'occasion d'étudier cette localité privilégiée :

« Nous venons, écrivait, en 1862, le docteur Barbier, médecin aux eaux de Vichy, nous venons soulever le voile qui semblait recouvrir une source infiniment précieuse, trop peu connue des habitants du centre et du nord de la France.

(1) Saint-Galmier expédie annuellement 5,000,000,000 de bouteilles.

« Vergèze, par la composition chimique de ses eaux, par l'existence de ses boues minérales et gazeuses, par la douceur et la bonté de son climat, est assurément destinée à devenir une station thermale importante ; et si l'on pouvait fonder aujourd'hui l'avenir d'un établissement de ce genre sur les résultats obtenus dans les diverses maladies qu'on y traite ; si nos stations hydro-minérales n'étaient pas, comme toutes choses ici-bas, sujettes aux caprices de la mode ou des préjugés émanant de quelques cerveaux usés ; si, en un mot, le succès de bon aloi était toujours le sceau qui pût recommander nos eaux thermales et leur consacrer un renom légitime, Vergèze compterait aujourd'hui même parmi les établissements les plus fréquentés. »

A la suite de ce témoignage si explicite et si concluant, nous pourrions invoquer ceux de M. Jules Guérin, rédacteur en chef de la *Gazette médicale* ; de M. Louis Figuier, de M. Jules François, ingénieur en chef des mines, inspecteur général des eaux minérales de France, qui a visité les Bouillants vers la fin de 1864, et qui a exprimé hautement et à plusieurs reprises l'impression favorable qu'il emportait de cette visite.

Encouragé par de pareils suffrages, le propriétaire des Bouillants vient de confier un nouveau travail à M. le professeur Béchamp, de la Faculté de Montpellier, et nous pensons que ce chimiste distingué ne tardera pas à faire connaître le résultat de ses études. Ajoutons que la sollicitude du gouvernement impérial a déjà sanctionné en quelque sorte la réputation des Bouillants, en accordant à cet établissement, encore en germe, d'honorables subventions à titre d'encouragement.

Sous de pareils auspices et à une époque où les ressources de l'association sont si bien connues, si variées et si souvent appliquées, comment ne se forme-t-il pas une société pour fournir le modeste capital nécessaire aux premiers frais d'une exploitation bien entendue ?

Il faudrait si peu pour commencer, et le reste irait de soi. N'est-ce point ainsi qu'ont débuté et que prospèrent les plus grands établissements de l'Europe, Vichy, Biarritz, la plupart des eaux de l'Allemagne et de la Savoie ?

Jetez sur les bords de ce cratère sans cesse en ébullition quelques bouquets d'arbres qui, sur ce sol généreux, ne tarderont pas à donner de l'ombrage; qu'un hôtel modeste offre aux baigneurs une confortable hospitalité; qu'un aménagement peu dispendieux permette d'utiliser les bains froids, les bains chauds, les bains de boue et surtout l'acide carbonique; que, joignant l'agréable à l'utile, un Casino y attire tous les dimanches la villégiature des environs, et les Bouillants sortiront de leur obscurité ; la spéculation fera le reste : nous verrons des industriels chercher à utiliser le surplus du gaz acide carbonique; on se disputera ce coin de terrain et les heureux commanditaires recueilleront mille fois ce qu'ils auront semé.

Alors la Naïade des Bouillants, pouvant offrir autre chose qu'une chaumière et un verre d'eau à ceux qu'attirent ses charmes hygiéniques, mais qu'effraie leur complète nudité, verra la foule de ses soupirants augmenter chaque jour, et notre région possèdera une des stations thermales les plus importantes de l'Europe.

Nimes, typographie Clavel-Ballivet et Ce.

www.ingramcontent.com/pod-product-compliance
Ingram Content Group UK Ltd.
Pitfield, Milton Keynes, MK11 3LW, UK
UKHW020547230726
13925UKWH00006B/2448

9 782014 063974